INDICATIONS

DES

EAUX DE SAINT-GERVAIS

CHEZ LES ENFANTS

PAR

M. le Docteur BASTIAN

Médecin principal en retraite. — Médecin consultant à Saint-Gervais

———— ·O· ————

ISSOUDUN

IMPRIMERIE TYPOGRAPHIQUE ET LITHOGRAPHIQUE GAIGNAULT

—

1903

INDICATIONS

EAUX DE SAINT-GERVAIS

CHEZ LES ENFANTS

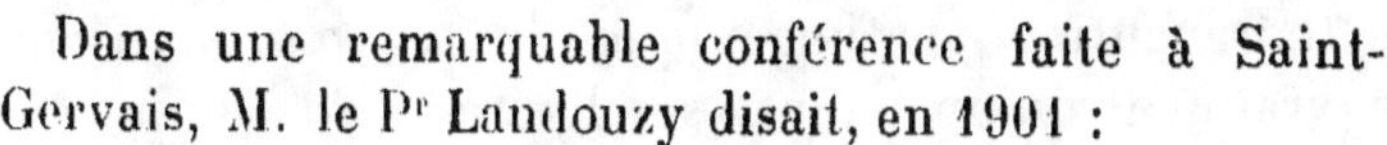

Dans une remarquable conférence faite à Saint-Gervais, M. le Pr Landouzy disait, en 1901 :

« J'ai tellement foi dans les médications thermales opportunément ordonnées aux enfants pour les faire évader de leurs tares originelles, que je crois que nous n'emploierons vraiment bien toutes les ressources de ces médications que le jour où nous saurons en faire bénéficier les enfants.

« Si j'insiste sur ce côté de la médication thermale, c'est parce que je ne cesse de m'étonner combien peu, en dépit des exemples et de la pratique de Hardy et de Jules Simon, les médecins savent recourir pour les enfants à ses bienfaits, comme si les enfants et les adolescents n'étaient vraiment justiciables que des eaux chlorurées sodiques fortes et de la thalassothérapie.

« Ce qui fait que je regarde Saint-Gervais comme une *station de puériculture de première indication*, c'est que j'y soumets intus et extra les enfants à des manières de bains de mer et de montagne, les immergeant, pour ainsi parler, dans un bain intérieur de lymphe et de sérum que représente l'eau bue aux sources de Saint-Gervais, et dans un bain extérieur de minéralisation sérieuse sans être provocante, irritante, excitante, comme le sont les bains d'eau de mer et les chlorurées fortes ; c'est que je fais vivre ces fils de neuro-arthritiques à 630 mètres d'altitude, avec entraînement successif de cure de terrain, les montant à pied, en voiture, de la vallée jusqu'au village, à 800 mètres d'altitude, où, par intermittence ou par séjour prolongé, ils font une cure d'air.

« C'est parce que les affections justiciables de Saint-Gervais sont autant de neuro-dermatoses que des dermatoses, que je voudrais voir les *héritiers des neuro-arthritiques* venir plus souvent ici faire *des manœuvres annuelles de santé*, par des cures répétées, capables de si bien modifier leur constitution et leur tempérament. La thérapeutique pathogénique du *neuro-arthritisme* n'a vraiment qu'un temps, ses heures sont comptées. Il lui faut se hâter si elle veut pouvoir agir sur l'humorisme et le dynamisme du malade, alors que celui-ci n'a conquis que les premiers et les plus minces grades dans la maladie. C'est donc à l'arthritisme naissant de l'enfant qu'il faut s'attaquer, si on ne veut pas le voir installé chez l'adulte, s'y développer en une ou plusieurs organopathies. »

Situation

La station de Saint-Gervais est située dans le département de la Haute-Savoie, au pied d'un contrefort du Mont-Blanc, dans la région la plus grandiose et la plus riante des Alpes, près de Chamonix.

Altitude. Climat

L'altitude varie de 630 à 820 mètres, des bains du Fayet au village de Saint-Gervais. L'influence glaciaire indirecte, l'air pur, frais, ozonisé, remarquablement sec, chargé d'effluves résineuses, l'absence de vents, en font un climat tonique et sédatif où les variations brusques de température sont rares. La chaleur du jour est tempérée, en été, et les nuits, toujours fraîches, permettent le repos complet. Le sol accidenté et poreux ne permet pas aux eaux pluviales de séjourner et d'engendrer de l'humidité.

Sources

Au nombre de trois, elles ont un débit journalier de 375,000 litres d'eaux à 38° environ, claires, limpides, incolores, mais bleuâtres opalescentes sous une grande masse, sans odeur appréciable, et d'une saveur légèrement saline, sans arrière-goût. Cependant, une de ces sources, celle dite du Torrent, renfermant 0.005 milligr. d'hydrogène sulfurée, tout en ayant la même composition que les autres, présente l'odeur et la saveur spéciale aux sulfureuses. Elle renferme de la glairine.

La minéralisation totale des eaux est de 4 gr. 684, dont les principaux éléments sont 3 gr. de sulfates (soude, chaux, potasse, magnésie, lithine 0.102) ; 1 gr. 50 de chlorure de sodium ; 0 gr. 253 de bicarbonate de chaux ; 0 gr. 034 de bromure de sodium ; de l'acide carbonique libre, des silicates et beaucoup de gaz et 90 0/0 d'azote. Donc, eaux sulfatées mixtes, chlorurées sodiques bromurées et lithinées. Elles tiennent le record de la lithine.

Modes d'emploi

Boisson, bains généraux et partiels, pulvérisations locales et générales, douches diverses (nasales, pharyngiennes ascendantes), gargarismes. Moyens adjuvants : Hydrothérapie complète, chaude et froide, avec une eau à température constante de 8° ; massages (masseurs d'Aix), exercices variés, cure de terrain naturelle. ·

Action physiologique

I. Sources Gontard et de Mey. — A) Bains. — Pris à 32 et 38°, ces bains sont lénitifs, décongestionnants par action élective sur les éléments glandulaires et nerveux de la peau, sans réaction apparente ; ils diminuent le prurit. Ils sont pour la peau un topique doux, onctueux, ne provoquant aucune poussée, et pouvant être supportés même par les malades qu'un bain d'amidon irrite. Est-ce effet de minéralisation, d'état électro-dynamique, de thermalité ?

B) Boisson. — Ces eaux se boivent à jeun surtout, à des doses variables de 100 à 1,500 centimètres cubes par jour, prises lentement et à intervalles réglés. Elles s'absorbent et se supportent bien, ne déterminant ni lourdeur, ni spasme gastrique, ni gêne des fonctions digestives. Bientôt après, un ou deux jours, se produit un effet laxatif qui peut aller de la simple laxation à la vraie purgation, se maintenir quelques jours ou durer plus ou moins longtemps. Survient aussi une augmentation de l'appétit, et, après l'effet laxatif habituel et à moins qu'il ne soit trop accusé, se produit de la diurèse. Les urines, abondantes, 2, 3, 4 litres, claires d'abord, se chargent de sables, si les reins en sont embarrassés. L'acidité totale augmente rapidement, les chlorures s'accentuent ; puis les sables disparaissent et la diurèse se maintient ou s'accentue, même si les quantités d'eau ingérées diminuent. On constate alors une augmentation constante de l'urée et une diminution appréciable du taux de l'acide urique, puis, peu à peu et lentement le retour de l'acidité totale aux environs du taux normal.

II. Source du Torrent *(sulfatée mixte, chlorurée sodique bromurée et lithinée comme les autres, mais aussi sulfhydrique)*. — A) Boisson. — Mêmes propriétés physiologiques que les précédentes, mais action laxative un peu plus accentuée. Elle détermine aussi une légère excitation des muqueuses et des sécrétions gastro-intestinales, active un peu la circulation, les échanges respiratoires, mais d'une manière si discrète que les excitables et les névropathes peuvent la supporter sans fièvre ni poussée congestive. Même action diurétique remplaçant l'eau Gontard ou alternant avec elle, chez les enfants qui ont besoin d'être remontés et tonifiés.

B) Bains et usage externe. — Les bains de la source du Torrent, dont la sulfuration est faible, ont une

action antiphlogistique et antiprurigineuse, sédative ;
mais ils peuvent déterminer à la longue un léger effet
substitutif, utilisé avec grand profit sur des dermatoses
peu irritables ou qui ont besoin d'un coup de fouet.

C'est aussi l'eau de la source du Torrent qui sert le
plus aux pulvérisations et gargarismes ayant une action
élective décongestionnante sur les muqueuses naso-
pharyngées.

Action thérapeutique

Si les eaux de Saint-Gervais agissent directement par
usage externe sur les dermatoses, par leur propriété de
topique décongestionnant, antiprurigineux, sédatif,
modificateur des éléments cellulaires cutanés et
muqueux, ou par très légère substitution avec l'eau
sulfhydrique du Torrent, elles ont aussi une action sur
l'état général. Les malades éprouvent bien vite un
bien-être, un calme, une sédation depuis longtemps
inconnus : l'appétit se réveille et ils dorment. L'œuvre
d'apaisement qu'accentue encore le climat sédatif tout
spécial que nous avons décrit, appelle l'œuvre de
reconstitution organique.

D'autre part, l'eau ingérée par la laxation et la diurèse débarrasse l'organisme des produits morbides
accumulés, aseptise l'intestin, entraîne les produits
d'une minéralisation défectueuse, *mal fixée*, pour
rétablir l'harmonie des actes de désassimilation et
d'assimilation, et fixer de nouveaux éléments minéraux
d'une façon physiologique et durable.

Régularisant en même temps les sécrétions gastro-
intestinales, aussi bien chez les hyper que chez les
hypopeptiques, elle favorise les phénomènes de la
digestion et la reconstitution des éléments muqueux et
glandulaires des organes digestifs.

Elle permet ainsi une meilleure utilisation des
ingesta, active les oxydations des éléments azotés et
ternaires, réduit les intoxications et auto-intoxications,

modifie donc profondément et avantageusement les phénomènes intimes de la nutrition.

Ces faits curatifs sont mis en lumière par la constante augmentation de l'urée, la diminution, après décharge, des urates et de l'acide urique, l'augmentation momentanée des chlorures et de l'acidité totale dans les urines.

Moyens adjuvants. — Il suffira de citer ces moyens pour en connaître toute l'importance en vue des effets corroborants qu'on peut en obtenir : 1° Hydrothérapie. 2° Régime. 3° Cure d'air. 4° Climat de montagne sédatif. 5° Cure de terrain. 6° Exercices variés.

Indications

1° Dermatoses. — Toutes les dermatoses irritables, prurigineuses, l'*eczéma* en particulier, le psoriasis irrité, les prurigos diathésique et par intoxication, les dermatites, les lichens et séborrhéides qui s'eczématisent facilement. Par sa faible sulfuration, la source du Torrent réclame les dermatoses qui ont une tendance à la chronicité, et surtout celles qui, justiciables des eaux sulfureuses, ont à craindre une trop vive excitation d'une sulfuration forte. On l'utilise aussi dans le traitement des acnés des séborrhées, des pityriasis, etc.

2° Névropathies. — Bien que plus particulièrement spécialisée aux dermatoses irritables, l'emploi de l'eau de Saint-Gervais se fait avec succès dans les affections nerveuses : les malades algiques, les irritables, les excitables s'en trouvent bien, que l'irritabilité soit héréditaire ou acquise après des maladies infectieuses ou toxiques : les névrosés, les surmenés, les neuro-asthéniques viennent y chercher le calme, le repos, le réconfort.

3° Maladies viscérales. — Les dyspeptiques hyper-chlorhydriques avec fermentations acides, pyrosis, gastrosucchorée, trouvent, à Saint-Gervais, un élément tempérant ; les hyposthéniques y trouvent dans l'eau chlorurée et sulfurée un élément suffisant d'excitation des sécrétions gastriques.

Les dyspepsies douloureuses, spasmodiques, neurasthéniques s'y calment.

Les dyspepsies intestinales, la contispation, l'entérite muco-membraneuse, les diarrhées dysentériformes des pays chauds sont justiciables de Saint-Gervais, dont l'action élective sur la *pléthore abdominale* étend ses indications aux *congestions* et *engorgements hépathiques, lithiases, hémorrhoïdes*, aux *algies* utérines et ovariennes liées aux déviations fonctionnelles arthritiques et nerveuses ; aux dysménorrhées hystériques, neurasthéniques en terrain goutteux, aux aménhorrées nerveuses, aux catarrhes et congestions utérines des jeunes filles, de la ménopause ; enfin à toutes manifestations de l'arthritisme acquis ou héréditaire, qu'il se traduise du côté des voies respiratoires (rhinites, pharyngites, laryngites congestives, bronchites et asthme) ou du côté des organes génitaux, de l'appareil cutané ou des organes de la circulation (hypertension).

4° MALADIES GÉNÉRALES. — La goutte, le diabète, les insuffisances viscérales.

Conclusions

Les agents divers et puissants qui constituent la cure de Saint-Gervais forment une médication capable d'influencer les appareils digestif, nerveux, urinaire cutané et, selon l'expression du maître déjà cité, de faire évader les malades neuro-arthritiques du cercle vicieux de leurs troubles fonctionnels et organiques.

M. le Professeur Landouzy disait encore, du reste, dans la même conférence, que Saint-Gervais représente « *au premier chef la mixture thérapeutique* que doit être et que ne peut ne pas être toute médication thermale. » Ici, avec les particularités d'action exercées sur les malades par la lumière, le sol, les eaux bues, les bains locaux ou généraux, par les senteurs balsamiques, l'air ozenisé, le repos d'esprit et de corps, par l'exercice modéré, par la diététique, toutes les indications peuvent se trouver remplies, pourvu que dans chaque cas particulier on s'astreigne à posologuer la médication comme toute autre.

Contre-indications

Les contre-indications, en dehors des bacillaires avancés, des cardiaques asystoliques, des affaiblis qui ont besoin de stimulation générale sont vagues. L'âge avancé n'est une contre-indication que dans les cas où la vieillesse s'accompagne de dépression des forces et d'adynamie nerveuse, et le jeune âge ne le devient que dans les cas de débilité, de scrofulose et de lymphatisme invétéré.

Renseignements généraux

L'établissement est ouvert du 1er juin au 30 septembre. On vient à Saint-Gervais en 12 heures de Paris, 6 heures de Lyon, la gare est à 200 mètres de l'entrée du parc.

Se munir de vêtements de demi-saison pour le soir et les mois de juin et septembre.

On trouve à Saint-Gervais deux groupes d'agglomérations, l'un dans la vallée, autour de l'établissement thermal, comprenant 5 hôtels, un petit casino, des cafés, un superbe parc ; l'autre, le village, sur un plateau, à 200 mètres au-dessus, comprenant 5 autres hôtels et des villas. Le premier a l'avantage de la proximité des sources, le second de la vue.

Les prix, dans les hôtels, varient de 6 à 15 francs par jour, selon l'époque de la saison et l'importance des hôtels ; les villas se louent en totalité et pour toute la saison.

Les ressources en approvisionnements sont très suffisants. Promenades et excursions variées à l'infini.

ISSOUDUN. — IMPRIMERIE GAIGNAULT.